AF612071

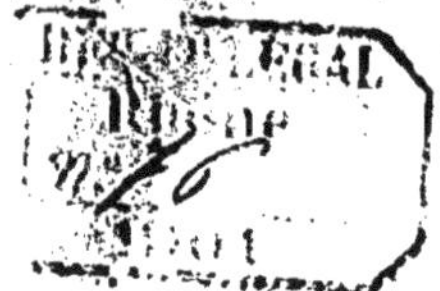

CONTRIBUTION A L'ÉTUDE

DE

L'HÉMIANESTHÉSIE ORGANIQUE

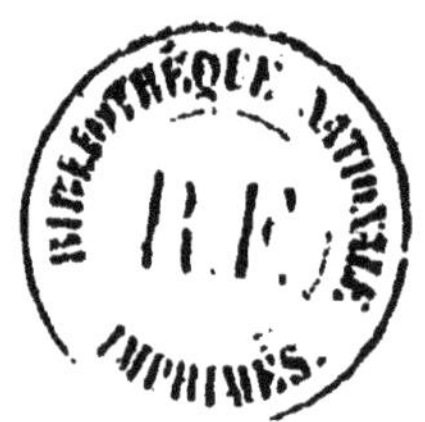

PAR

Le Dr Alphonse RIGOLLET

LYON

A. REY IMPRIMEUR-EDITEUR DE L'UNIVERSITE

4, RUE GENTIL, 4

1900

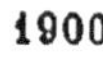

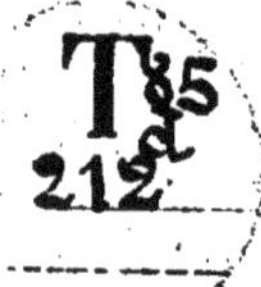

CONTRIBUTION A L'ÉTUDE

DE

L'HÉMIANESTHÉSIE ORGANIQUE

CONTRIBUTION A L'ÉTUDE

DE

L'HÉMIANESTHÉSIE ORGANIQUE

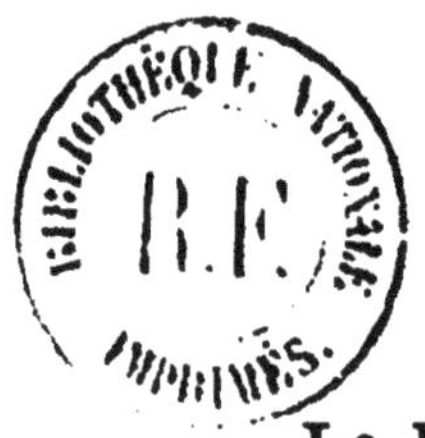

PAR

Le Dr Alphonse RIGOLLET

LYON

A. REY IMPRIMEUR-EDITEUR DE L'UNIVERSITE

4, RUE GENTIL, 4

1900

AVANT-PROPOS

L'anatomie et la physiologie des centres nerveux, l'étude clinique des phénomènes morbides que provoque leur lésion, ont donné lieu à un très grand nombre de travaux. Mais, malgré le perfectionnement des méthodes d'investigation et des instruments employés par les expérimentateurs, il reste encore bien des points obscurs, notamment en ce qui concerne le rôle des noyaux gris du centre des hémisphères et le trajet du faisceau sensitif.

Il faut en chercher la raison dans la complexité de composition qui fait de chacune de ces parties, non pas une masse homogène, mais un assemblage de centres secondaires autonomes, de configuration irrégulière, alternant entre eux et s'emboîtant réciproquement. C'est le cas, en particulier, pour la couche optique dont nous aurons à parler dans le cours de ce travail. Malgré la publication récente d'études très minutieuses, on discute encore sur ses rapports avec le faisceau sensitif et sur le rôle de sa lésion dans l'hémianesthésie d'origine organique.

C'est dans le but de contribuer à éclaircir cette question si délicate que nous présentons ici un cas d'hémianesthésie par lésion de la couche optique.

Mais avant d'entrer dans notre sujet, nous tenons à exprimer à M. le Dr Mollard, médecin des Hôpitaux, à qui nous devons l'idée de ce travail, ainsi que l'observation et les photographies qui l'accompagnent, toute notre reconnaissance pour les conseils éclairés qu'il nous a prodigués et la bienveillance qu'il nous a témoignée pendant nos trop courtes relations.

Nous n'oublierons pas l'amabilité avec laquelle M. le Dr Bernoud nous a offert son précieux concours pour faciliter notre tâche.

M. le professeur Renaut a bien voulu nous faire l'honneur d'accepter la présidence de notre thèse, nous lui donnons ici l'assurance de notre plus vive gratitude.

Après avoir fait dans un premier chapitre l'historique de la question, nous exposerons, dans un deuxième chapitre, les données actuelles de l'anatomie sur la voie sensitive centrale, et principalement sur le trajet cérébral du faisceau sensitif et ses rapports avec la couche optique. Un paragraphe spécial sera consacré à l'étude des voies sensorielles dans le cerveau.

Le chapitre suivant sera consacré à l'observation, à laquelle nous joignons deux photographies des lésions découvertes à l'autopsie.

Enfin, dans une dernière partie, nous développerons quelques considérations cliniques sur les diverses variétés d'hémianesthésie et leur diagnostic différentiel.

CONTRIBUTION A L'ÉTUDE

DE

L'HÉMIANESTHÉSIE ORGANIQUE

CHAPITRE PREMIER

HISTORIQUE [1]

Les anciens physiologistes, cherchant à donner une topographie des différentes fonctions cérébrales, semblent s'être inspirés surtout de la disposition macroscopique de la substance nerveuse.

L'écorce grise, ne présentant à l'œil aucune partie différenciée, était considérée comme une masse physiologiquement homogène, sans centre spécialisé, et c'est dans les noyaux gris centraux qu'on cherchait à localiser chaque fonction.

Pour la sensibilité, en particulier, il existait un point où aboutissaient toutes les sensations pour y devenir conscientes :

C'était le *sensorium commune* ou, pour employer une expression que devait créer plus tard Vulpian : « le centre perceptif des impressions sensitives ».

[1] Cette partie de notre travail nous a été inspirée par la thèse de Long : *les Voies centrales de la sensibilité générale*, Paris, 1899.

Mais si tous les auteurs étaient d'accord pour reconnaitre l'existence du *sensorium commune*, il n'en était pas de même pour déterminer sa localisation précise. En France, Longet, Bouillaud, Gerdy, Serre, puis Vulpian, à la suite de ses expériences physiologiques, le plaçaient dans la protubérance annulaire. tandis que Todd, Carpenter, et, après eux, tous les auteurs anglais, remontaient plus haut et attribuaient cette fonction à la couche optique. Broadbent comparait cette dernière à l'axe gris de la moelle et admettait que l'intégrité d'une portion même minime de ce noyau, mais sans préciser laquelle, suffit à la conservation de la sensibilité. Jackson, passant dans le domaine de la clinique, prétendait que, dans les cas de lésions des centres cérébraux, ce n'est pas la destruction de la capsule interne, mais celle de la couche optique, qui produit l'hémianesthésie.

Van der Kolk, en Allemagne, soutint la doctrine anglaise, et Luys, en France, précisa la question en appuyant sa théorie sur des observations anatomo-pathologiques. Il fit des corps opto-striés les points de convergence de toutes les fibres nerveuses, qu'il divisait en deux catégories : les fibres convergentes inférieures provenant de la moelle et du cervelet, et les fibres convergentes supérieures provenant de l'écorce cérébrale. Le nom de fibres divergentes, pour ces dernières, eût été plus conforme à leur rôle physiologique ; Luys, admettait, en effet, que par elles les corps opto-striés transmettaient leurs sensations à l'écorce grise, à laquelle étaient dévolus les actes les plus compliqués de l'intelligence et de la conscience. Luys différenciait dans la couche optique quatre noyaux : un noyau antérieur, en relation avec les fibres afférentes olfactives ; un noyau moyen auquel aboutissaient les fibres visuelles; un noyau postérieur qui recevait les fibres acoustiques, et le centre médian qui était le point de convergence des fibres ascendantes de la sensibilité générale.

La découverte par Fritsch et Hitzig de l'excitabilité électrique de l'écorce cérébrale vint modifier les idées sur le rôle des différentes parties du cerveau, et donna naissance à la théorie des localisations corticales, qu'on a depuis précisée, amplifiée, et peut-être aussi exagérée, en voulant la rendre trop absolue.

C'est Charcot [1], en France, qui donna l'étude la plus complète des voies sensitives dans le cerveau et de l'hémianesthésie que provoque leur lésion. Il fit remarquer que si certaines lésions cérébrales ne produisent que de l'hémiplégie, de l'hemichorée ou du tremblement unilatéral, il en est d'autres qui déterminent en outre des troubles de la sensibilité analogues à l'hémianesthésie sensitivo-sensorielle des hystériques. Il devait donc y avoir quelque part, dans le cerveau, un point où convergeaient les fibres conductrices des impressions sensitives : « Il doit exister, disait-il, dans les centres nerveux, un point dont la lésion produit l'hémianesthésie de la sensibilité générale; quand à l'hémianesthésie des sens spéciaux, il est fort difficile de concevoir son mode de production. »

En examinant les cas signalés antérieurement par

[1] Charcot, *Œuvres complètes*, t. I, 1872.

Turck, Rosenthal, Magnan, et les comparant à ses autopsies personnelles, il fut amené à conclure que « l'anesthésie est très prononcée dans les lésions de la couche optique et manque habituellement dans les lésions du corps strié ».

De nouvelles recherches de Luys et de Jackson confirmèrent ces données cliniques. Mais les observations nouvelles, pas plus que les anciennes, ne permirent de donner une détermination plus exacte du carrefour sensitif; car toutes les lésions observées portaient non seulement sur la couche optique et le corps strié, mais encore sur la capsule interne et la couronne rayonnante. Néanmoins cette dernière fut regardée par beaucoup d'auteurs comme représentant le plus vraisemblablement le centre qu'on cherchait.

Cependant, à peu près vers la même époque, deux anatomistes allemands, Meynert et Huguenin, à la suite de recherches sur le trajet du faisceau sensitif étaient arrivés à cette conclusion que, pour se rendre de la partie externe du pied du pédoncule aux circonvolutions postérieures du cerveau, ce faisceau passait par la partie postérieure de la capsule interne. C'était donc la lésion de cette partie du cerveau qui devait produire l'hémianesthésie.

Leur démonstration parut si concluante, qu'à partir de cette époque, on enseigna à peu près universellement la localisation capsulaire.

La clinique elle-même, dans les nombreux travaux publiés sur cette question[1], ne trouva que des arguments favorables à cette théorie.

[1] Virenque, *de l'Hémianesthésie* (thèse de Paris, 1874).

Veyssière[1] porta la question dans le domaine expérimental en déterminant artificiellement l'hémianesthésie chez les animaux. Pour cela, il dilacérait, au moyen d'un trocart introduit dans l'encéphale, la région de la couche optique, et le résultat de ses expériences fut interprété dans le sens de la doctrine courante. Bref, la clinique, l'anatomie et l'expérimentation semblaient d'accord pour donner raison à la localisation capsulaire, et en 1876, Charcot disait, dans une communication à la Société de biologie : « Dans les localisations cérébrales, la capsule interne, seule, donne par sa lésion des symptômes permettant une localisation exacte. Au niveau du tiers postérieur de cette région, une lésion produit une anesthésie portant sur la sensibilité générale et spéciale ; elle peut exister seule, mais si la lésion s'étend plus en avant, elle produit une hémiplégie. Cette hémianesthésie est la seule localisation centrale connue aujourd'hui ».

Ces vues de Charcot ont été admises en France à peu

Pierret, *Société anatomique*, 1874, p. 700.

Lépine, *de la Localisation dans les maladies cérébrales* (thèse d'agrégation, 1871).

Rendu, *les Anesthésies spontanées* (thèse d'agrégation, 1875).

Pitres, Sur l'hémianesthésie de cause cérébrale *(Soc. de biol.*, 1876).

Lafforgue, *Etude sur les rapports de la lésion de la couche optique avec l'hémianesth. d'orig. cérébr.* (thèse de Paris, 1877).

Ballet, *Recherches sur le faisceau sensitif et les troubles de la sensibilité* (Thèse de Paris, 1881).

[1] Veyssière, *Recherches cliniques et expérimentales sur l'hémianesthésie de cause cérébrale* (thèse de Paris, 1874).

près sans conteste, jusqu'à nos jours. Mais à l'étranger, en Allemagne particulièrement, on voyait déjà se dessiner, ces dernières années, un mouvement qui devait aboutir à la renaissance des idées de l'école anglaise de Todd et Carpenter. Nothnagel[1] reconnaissait que « s'il est peu probable que les lésions de la couche optique engendrent l'anesthésie, on ne peut cependant mettre l'ensemble des faits d'accord avec cette opinion » et Meynert[2], en décrivant le faisceau sensitif faisait passer une partie de ses fibres par la couche optique.

Après les hésitations de la première période des études anatomiques, après la seconde phase, plus scientifique, remplie par les doctrines de Charcot et de l'école de la Salpêtrière, nous arrivons à la troisième étape de la question, celle des travaux les plus récents qui fera l'objet du chapitre suivant.

[1] Nothnagel, Topische Diagnostik der Gehirnkrankheiten, 1879. (Traduction française : *Traité clinique du diagnostic des maladies de l'encéphale*, 1885, p. 220.)

[2] Meynert, *Eine Diagnose über schhügeberkrankung. Mediz. Jahrbücher*, 1872, *Psychiatrie Klinik der Krankeiten des Vorderhirns Wien*, 1884, p. 149.

CHAPITRE II

TRAJET CÉRÉBRAL DU FAISCEAU SENSITIF ET DES VOIES SENSORIELLES D'APRÈS LES DONNÉES ACTUELLES

Avant d'entrer dans le sujet qui nous occupe ici, nous dirons quelques mots sur l'origine et l'ensemble du parcours du faisceau sensitif, avant son arrivée dans le cerveau.

Il existe sur toute la hauteur de la moelle et du bulbe, au niveau de l'axe gris et particulièrement dans sa moitié postérieure, des cellules tantôt isolées, tantôt réunies en groupes plus ou moins volumineux, au niveau desquelles viennent se terminer les fibres des racines postérieures. Celles-ci leur apportent toutes les impressions sensitives venues de la périphérie ou de la profondeur des organes.

De ces cellules de la substance grise de la moelle partent des prolongements cylindraxiles (fibres endogènes) qui sont les uns ascendants, les autres descendants. Après un trajet plus ou moins long, ils se terminent, eux aussi, par de fines arborisations dans la substance grise médullaire. La presque totalité de ces fibres ne dépasse pas le bulbe ; quelques rares filets arrivent jusqu'à la protubérance, à la couche optique et surtout au cervelet ; ces derniers forment le faisceau cérébelleux direct.

On croyait, jusqu'ici, que la voie sensitive était formée pas un faisceau compact, homogène, qui longeait la moelle dans toute sa hauteur et s'entre-croisait avec son congénère du côté opposé, tout en restant toujours compact, et pénétrait sous cette forme dans la protubérance et le pédoncule cérébral.

Voici, en effet, la description qu'en donne M. Testut[1] dans la dernière édition de son *Traité d'anatomie* :

« La voie sensitive principale, plus connue sous le nom de voie sensitive centrale, est l'ensemble des fibres qui, des noyaux terminaux des nerfs sensitifs, remontent *directement vers l'écorce cérébrale.* Ces fibres, nous les connaissons : les unes proviennent des cornes postérieures de la moelle épinière, se dirigent obliquement vers la commissure antérieure, traversent la ligne médiane au niveau de cette commissure, et viennent former dans la partie antérieure et superficielle du cordon latéral un faisceau compact, *le faisceau de Gowers, lequel remonte ensuite, en conservant toujours sa situation latérale et superficielle, jusqu'à la partie inférieure du bulbe* ; les autres naissent dans le bulbe, en partie des noyaux de Burdach et de Goll, en partie des noyaux terminaux des nerfs glosso-pharyngien, pneumogastrique, vestibulaire et trijumeau. Ces dernières fibres, de provenance bulbaire, se dirigent en avant et en dedans, s'entre-croisent sur la ligne médiane avec celles du côté opposé, atteignent la face

[1] Testut, *Anatomie humaine, système nerveux*, 1900.

postérieure du faisceau pyramidal, et là, se redressant pour devenir longitudinales et ascendantes, elles se portent sur la protubérance. Leur ensemble constitue le ruban de Reil. »

On ne peut plus considérer aujourd'hui cette description comme conforme à la réalité. Des recherches les plus récentes[1], en effet, il résulte qu'à part quelques rares fibres qui dépassent le bulbe et vont au cervelet, tous les filets nerveux nés des cornes postérieures de la moelle, vont se perdre, après un trajet de longueur variable, avec ou sans entre-croisement dans la substance grise de la moelle.

Long, dans sa thèse déjà citée, résumant tous les travaux antérieurs sur cette question, conclut de la façon suivante :

«... 2° Les fibres longues des cordons antéro-latéraux qui dépassent les limites de la moelle, sont principalement des fibres destinées au cervelet ; elles forment le faisceau cérébelleux direct qui naît des cellules de la colonne de Clarke du même côté, et va au vermis par le

Bruns, *Arch. für Psychiatrie*, 1893, p. 759.
Nageotte : *Revue neurolog.*, 1895.
Déjerine et Spiller, Contribution à l'étude de la texture des cordons postérieurs de la moelle *(Soc. de biol.*, 27 juillet 1895).
Gombault et Philippe, Etat actuel de nos connaissances sur la systématisation des cordons postérieurs de la moelle épinière *(Semaine méd.*, 1895, p. 161).
Déjerine et Thomas, Contribution à l'étude du trajet intra-médullaire des rac. post., etc. *(Soc. de biol.*, 27 juin 1896).
Philippe, *Contribution à l'étude anatomique et clinique du tabes dorsalis* (thèse de Paris, 1897).

pédoncule cérébelleux inférieur et le faisceau de Gowers. Ce dernier naît de la substance grise du côté opposé, et peut être aussi du même côté, et après un plus long trajet, gagne le vermis en passant par le bulbe, la protubérance et le pédoncule cérébelleux supérieur.

3° Les autres fibres endogènes des cordons antéro-latéraux ne peuvent être suivies sur un long trajet ; elles doivent donc rentrer dans la substance grise...

Elles ne peuvent avoir d'autre rôle que de réunir entre eux les différents étages de l'axe gris médullaire en restant du même côté de la moelle (fibres d'association) ou en traversant la ligne médiane (fibres commissurales).

Il n'existe donc pas, à proprement parler, de faisceau sensitif distinct dans la moelle épinière. La transmission des impressions sensitives est assurée non seulement par les fibres courtes d'association ou commissurales, mais encore et principalement par la substance grise centrale.

Cette substance grise se continue avec la substance réticulée du bulbe, et c'est ainsi que sont établies les connexions nécessaires à la conduction de la sensibilité entre la moelle et le bulbe rachidien. A ce niveau existent du reste aussi des fibres commissurales et les fibres d'association.

Mais à partir de là, nous trouvons un faisceau spé-

Russel, *Contributio to the study of some of the afferent and efferent tracts in the spinal cord.* Brain 1888, fasc. LXXXII.

Achalme et Théohari, Contrib. à l'étude de la dégénéresc. descendante des cordons post. (*Soc. de biol.*, 17 déc. 1898).

Long, thèse citée 1899.

cial, assez bien connu aujourd'hui, au point de vue anatomique, et auquel a été spécialement appliqué le nom de faisceau sensitif. C'est le *ruban de Reil* (*lemniscus* des Anglais, *Schleife* des Allemands). Ce faisceau est formé, en majeure partie, de fibres provenant des noyaux bulbaires de Goll et de Burdach. La plupart des auteurs admettent que, pendant son passage dans la moelle allongée et la protubérance, il est grossi par l'adjonction de nouvelles fibres sensitives émanées des noyaux terminaux des nerfs vague, glosso-pharyngien, acoustique et trijumeau, mais, d'après Long, on ne possède pas encore de données très précises à ce sujet, sauf pour le trijumeau, dont les voies centrales semblent bien se mettre en rapport avec celles de la sensibilité du tronc et des membres. Quoi qu'il en soit, le ruban de Reil, après s'être entre-croisé avec son congénère dans l'espace compris entre les deux olives (couche interolivaire), traverse successivement le bulbe, où il présente une forme triangulaire à base postérieure, la protubérance où il s'aplatit, s'élargit, s'éloigne un peu du faisceau pyramidal, et se trouve en contact avec la racine longue du trijumeau, le pédoncule cérébral, où il occupe la partie inférieure de la calotte, immédiatement au-dessus du *locus niger*.

A ce moment on peut distinguer trois parties dans le ruban de Reil : une partie externe qui appartient à la voie acoustique, une partie appelée médiale, parce qu'elle occupe la partie médiane du ruban, qui passe dans le pied du pédoncule, se mêle au faisceau pyramidal et comprend des fibres dont « la signification fonctionnelle est encore fort obscure » (Testut) ; enfin la partie principale, ou faisceau sensitif proprement dit, dont le trajet, à partir de ce point va faire l'objet de notre étude.

Jusqu'à cesdeux ou trois dernières années, la plupart des anatomistes enseignaient que ce faisceau passe en bloc dans la capsule interne, où il occuperait le tiers postérieur de la portion lenticulo-optique ; il suivrait la capsule dans toute sa hauteur, s'épanouirait dans la couronne rayonnante et arriverait ainsi à l'écorce cérébrale *sans aucune interruption*. C'était, comme nous l'avons dit dans le chapitre précédent, la doctrine de Charcot et de son école, et celle des expérimentateurs Veyssière, Carville et Duret.

Les recherches récentes ont montré que cette opinion était erronée ou tout au moins trop absolue.

Il faut d'abord mettre à part quelques fibres qui vont, dans la région du pied du pédoncule, former ce que Hösel appelle le ruban du pied (Fusschleife), pour de là, gagner l'écorce des circonvolutions insulaires.

Quant à la portion principale, elle ne pénètre pas dans la capsule interne, du moins dans sa totalité, mais dans la couche optique et, d'une façon plus précise, dans sa partie inféro-externe. Là se produit une halte, une interruption complète du faisceau sensitif.

C'est Monakow[1] le premier, qui, reprenant la vieille théorie anglaise de Todd et Carpenter, affirma cette

[1] V. Monakow : *experimentelle und pathologisch-anatomische Untersuchungen über die Haubenregion, den Schügel und die Regio subthalamica etc.* (*Arch. für Psych.*, 1895, Bd. XXVII, p. 151, 185.)

interruption dans le thalamus. Actuellement, cette opinion nous semble établie par des arguments irréfutables qui nous viennent de deux sources principales : l'expérimentation et l'observation anatomo-pathologique.

Nous avons vu, dans le chapitre précédent, que Veyssière, dans ses expériences, détruisait la capsule interne et provoquait l'hémianesthésie. Mais sa méthode était défectueuse et d'une application difficile, en ce sens que la lésion produite par le trocart dépassait toujours la capsule interne, et atteignait en même temps les parties voisines, notamment la couche optique. Il ne pouvait donc tirer de ses expériences des conclusions certaines.

Le Monaco a modifié heureusement cette méthode et l'a rendu plus précise. En sectionnant le corps calleux, il arrive par le ventricule moyen, jusque sur la couche optique, dont il enlève à la curette la partie postéro-externe. Il détermine alors des troubles sensitifs compliqués de parésie, de perversion du sens musculaire dans le côté opposé du corps, le tout durant un mois et s'atténuant progressivement.

Sellier et Verger[1], en détruisant la couche optique par l'électrolyse, arrivent à des résultats analogues.

Mahaim (de Liège); Véjas; Münzer, Singer, Mott[2],

[1] Sellier et Verger : Recherches expérim. sur la physiologie de la couche optique (*Arch de phys.*, oct. 1898.)

[2] Véjas. *Arch. für Psychiatrie*, t. XVI, 1885.

Singer et Münzer, *Denks der Akad. der Wiss. in Wien*, t. XV.

Mott. *Experimental enquiry upon the afferent tracts of the central nervous system of the Monkey*. Brain 1895.

emploient une méthode un peu différente : ils mettent à profit les propriétés trophiques des centres sur les filets nerveux qui en dépendent, pour observer directement le trajet des fibres.

Mahaim en détruisant les fibres sensitives, entre la couche optique et l'écorce cérébrale, détermine une dégénérescence immédiate des fibres thalamo-corticales et une atrophie secondaire du ruban de Reil, dans sa portion sous-thalamique. C'est la preuve que le faisceau sensitif s'interrompt dans la couche optique.

D'un autre côté : Véjas, Singer et Münzer et Mott, par des expériences sur les animaux, ont pu constater que la destruction des noyaux de Goll et de Burdach amène une dégénérescence secondaire des fibres sensitives, *jusqu'à la région thalamique.*

Van Gehuchten[1] dans sa deuxième édition se rallie entièrement aux idées nouvelles, quand il dit : « Il semble donc établi, dans l'état actuel de la science, qu'une partie au moins des fibres de la voie sensitive tactile sont interrompues dans la couche optique. »

Enfin, les récentes études anatomo-pathologiques de M. et Mme Déjerine et surtout le remarquable travail de Long[2], sur les voies sensitives cérébrales, paru en 1899, sont venus confirmer encore cette opinion.

M. et Mme Déjerine[3] ayant étudié un grand nombre de cas de dégénérescence secondaire, en sont arrivés aux conclusions suivantes : « Lorsque le ruban de Reil

[1] Van Gehuchten, *Anat. du système nerveux*, 1897, p. 783.
[2] Long, thèse citée.
[3] *In* thèse de Long, p. 54.

subit une dégénérescence ascendante à la suite de lésions protubérantielles ou bulbaires, elle ne dépasse pas la partie inférieure de la couche optique et ne se prolonge pas dans la capsule interne.

D'autre part, dans les lésions de la couche optique ou de la région sous thalamique, le ruban de Reil subit une atrophie lente, cellulipète, et non une dégénérescence secondaire.

Enfin, dans les cas de lésions corticales, il reste intact, et c'est seulement lorsque la lésion est très ancienne ou date de la première enfance, qu'il montre une légère diminution de volume. Il est donc certain que ce faisceau se termine dans la partie inférieure du thalamus « centre médian de Luys et noyau externe ».

Dans un cas de Greiwe [1], une lésion de la calotte du pédoncule avait produit une dégénérescence descendante et ascendante du ruban de Reil; cette dernière s'arrêtait à la couche optique et la capsule interne était absolument intacte.

Long, dans sa thèse, ajoute à tous ces documents un grand nombre d'observations personnelles où l'hémianesthésie observée sur le vivant était due à des lésions des centres intéressant la partie inféro-externe de la couche optique, la partie supérieure de la capsule ou la couronne rayonnante. En outre, deux de ses observations font, pour ainsi dire, la contre épreuve des précédentes : dans la première, le segment postérieur de la capsule interne est détruit et la couche optique intacte. Dans la seconde la lésion n'atteint qu'une partie

[1] Signalé par Long.

du segment postérieur de la capsule et dans la couche optique, elle n'intéresse que les noyaux antérieur et interne, respectant le noyau externe. Or, dans ces deux cas, les troubles de la sensibilité faisaient défaut.

Ses conclusions sont franchement en faveur de l'interruption thalamique :

« L'hémianesthésie de la sensibilité générale, dit-il, se rencontre dans les lésions centrales des hémisphères dans deux conditions :

1° Dans les cas des lésions thalamiques détruisant les fibres terminales des voies sensitives du pédoncule et les fibres d'origine des neurones thalamo-corticaux ;

2° Dans les cas où le thalamus était intact, les connexions avec la corticalité sensitivo-motrice sont plus ou moins détruites. Dans ce dernier cas, la lésion est toujours très étendue.

3° C'est surtout lorsque le thalamus est lésé que l'hémianesthésie est persistante. »

Dans ces dernières années, deux auteurs allemands : Flechsig et Hösel [1] ont émis une opinion mixte.

Hösel prétend que le ruban de Reil, en sortant du pédoncule, se divise en deux rameaux : l'un qu'il appelle ruban thalamique (Thalamusschleife) aboutit à la couche optique, l'autre, le ruban cortical (Rindenschleife) pénètre dans la capsule interne et, par elle, gagne directement l'écorce.

Flechsig admet que, si toutes les fibres sensitives

[1] Flechsig et Hösel, Die Centralwindungen ein Centralorgan der Hinterstrange. (*Neur. Centr.* 1890).
Hösel, *Arch. für Psychiatrie,* 1890. Bd XXIV.

pénètrent dans la couche optique, quelques-unes seulement s'arrêtent dans les cellules de ce noyau gris, les autres ne font que la traverser pour rejoindre la capsule interne et les circonvolutions cérébrales.

M. Testut, dans la dernière édition de son Traité d'anatomie (*Système nerveux*, 1900), se range à l'opinion de Hösel. Il fait passer une partie du faisceau sensitif par la couche optique, mais il admet qu'une petite portion de la capsule interne, la partie la plus reculée du segment lenticulo-optique est remplie exclusivement par des fibres sensitives.

Tel est, brièvement résumé, l'état actuel de nos connaissances sur le faisceau sensitif proprement dit, c'est-à-dire le faisceau de fibres nerveuses préposé à la transmission de la sensibilité générale. On voit que la question est complexe, et que sur divers points importants l'accord n'est pas encore fait entre les anatomistes. A ce point de vue, comme on le verra, l'observation qui est rapportée dans ce travail, présente un intérêt de premier ordre.

Mais avant d'en donner les détails, il est nécessaire de faire pour les voies sensorielles centrales le même travail que nous venons de faire pour le faisceau sensitif. Il nous serait impossible de donner une interprétation rationnelle des troubles sensoriels qui accompagnent les hémianesthésies de cause cérébrale, sans donner un aperçu de ce que l'on sait à l'heure présente sur les voies sensorielles intracérébrales et particulièrement sur leurs rapports avec la région de la capsule interne. L'état actuel de la science est résumé dans la note suivante.

Les voies sensorielles et la capsule interne[1].

« Les rapports que les voies sensorielles centrales affectent avec la capsule interne ne sont bien connus que pour deux d'entre elles : la voie optique et la voie acoustique. Les centres corticaux de la gustation sont encore à peine entrevus, et quant aux centres de l'olfaction, s'ils sont moins ignorés que les précédents, on est loin de connaître exactement le trajet de leurs voies de conduction centrale.

Voie optique. — On sait que cette voie est constituée par des fibres ascendantes qui naissent dans le pulvinar, le corps genouillé externe et le tubercule quadrijumeau antérieur, et se rendent au lobe occipital : pendant ce trajet, elles sont mêlées à des fibres descendantes qui prennent naissance dans l'écorce de ce dernier et aboutissent aux trois ganglions qui représentent les premiers relais de la voie optique, en particulier au corps genouillé externe, d'après Monakow. D'après Henschen, le faisceau qui va du thalamus à l'écorce occipitale, quoique voisin de celui du corps genouillé, en est complètement distinct. Tous les deux affectent, dès leur origine basale, une direction sagittale, et arrivent, en suivant horizontalement la paroi externe du ventricule latéral, aux circonvolutions de la face interne du lobe occipital. Le faisceau connu sous le nom de

[1] Nous devons cette note à l'obligeance de M. le Dr Ch. Bonne, dont la compétence particulière sur ce sujet est connue de tous, et auquel nous adressons nos plus vifs remerciements.

radiations optiques de Gratiolet contient un certain nombre de fibres venues du gyrus angulaire.

Ce n'est donc que dans la portion antérieure de son trajet que la voie optique appartient à la capsule interne ; à proprement parler, elle n'en fait même point partie : née de l'extrémité postérieure de la couche optique, elle ne contracte, en réalité, aucun rapport avec le faisceau de fibres blanches qui sépare celle-ci du noyau lenticulaire ; sa direction est du reste différente : les radiations du corps genouillé croisent les radiations thalamo-pariétales, en formant le champ triangulaire de Wernicke.

Voie auditive.— La voie auditive centrale est constituée par les radiations du corps genouillé interne et du quadrijumeau postérieur qui se rendent à l'écorce du lobe temporal et, en particulier, à la première circonvolution de ce lobe ; elle comprend aussi quelques fibres venues directement du ruban latéral.

Ces radiations, jointes à un petit nombre de fibres descendantes venues de l'écorce temporale, se portent directement vers cette dernière, en passant avec les radiations thalamo-temporales et avec le faisceau de Türck, que le lobe temporal envoie au cinquième externe du pied pédoncule, *au-dessous de la face inférieure du noyau lenticulaire.* Elles ne font donc pas partie, à proprement parler, de la capsule interne, et si, dans la première portion de leur trajet, elles sont voisines des fibres qui forment le segment rétro-lenticulaire de cette dernière, elles demeurent toujours intactes, de même que le faisceau de Türk, dans les lésions strictement limitées à la capsule interne.

Voie olfactive. — Cette voie est beaucoup plus mal connue que les deux précédentes, dont on est loin de connaître tous les détails. On peut toutefois avancer d'une façon presque absolue que, parmi les nombreuses voies de premier ou de second ordre qui appartiennent au rhinencéphale, aucune ne passe par la capsule interne. Parmi ces voies de conductions nous avons, en effet :

1° La commissure cérébrale antérieure, dont la portion olfactive comprend : *a)* des fibres commissurales au sens propre du mot, réunissant entre eux les deux bulbes olfactifs ; *b)* des fibres entre-croisées qui suivent probablement le trajet de la portion non olfactive de cette même commissure, et vont, par conséquent, se perdre dans le lobe temporal ou plus en arrière en passant au-dessous de la face inférieure du pont de substance grise qui relie le noyau caudé au noyau lenticulaire et au-dessous de ce dernier, puis par la capsule externe, elles n'ont donc aucun rapport possible avec la capsule interne.

2° Le système sous-calleux, qui va de l'hippocampe au centre calloso-orbitaire, en empruntant la voie du corps bordant, du trigone et de la bandelette diagonale de Broca (faisceau olfactif de la corne d'Ammon de Zuckerkandl).

3° Le système sus-calleux, parallèle au précédent et comprenant les fibres blanches des tractus de Lancisi et peut-être aussi quelques fibres des *teniæ tectæ* et du cingulum, puis le corps godronné. Ce système aboutit, en somme, comme le précédent, à la circonvolution de l'hippocampe (extrémité postérieure) et au centre calloso-orbitaire ; il ne contracte aucun rapport, même de voisinage, avec la capsule interne.

4° Les voies d'union interhémisphériques sont représentées par la commissure antérieure et par les fibres de la lyre qui s'étendent transversalement entre les deux piliers postérieurs du trigone et réunissent entre elles les deux cornes d'Ammon ; aucun rapport possible avec la capsule interne.

5° Il existe, dans l'épaisseur de la couche optique des fibres en rapport avec les systèmes réflexes de l'appareil olfactif ; ces fibres pénètrent dans le thalamus par sa face supérieure (fibres venues du trigone) et par l'intermédiaire du faisceau de Meynert, ou directement, par les piliers antérieurs du trigone, gagnent les corps mamillaires et le ganglion interpédonculaire et, par eux, les noyaux gris du tronc cérébral. Aucune de ces fibres n'a de rapport avec la capsule interne ; une lésion de la couche optique ne peut d'autre part influer sur l'olfaction, car le thalamus ne fait pas partie des noyaux primaires des voies olfactives et n'a de rapport, accessoirement, qu'avec les systèmes réflexes.

Il en est de même des *radiations olfactives profondes d'Edinger* qui traversent la partie inférieure du corps strié, et dont la majorité se rend ensuite dans la commissure antérieure, tandis que quelques-unes vont aussi directement au tubercule mamillaire et, par lui, au pédoncule cérébral.

6. Les radiations des différents centres dits olfactifs ont été jusqu'à présent peu étudiées chez l'homme. Déjérine publia un cas de lésion cérébrale limitée à la corne d'Ammon ; la dégénérescence portait sur trois

groupes de fibres: les unes se rendaient dans le pilier postérieur du trigone, les secondes étaient des fibres commissurales et allaient au côté opposé en passant par le corps calleux; les dernières gagnaient la partie non olfactive de la commissure antérieure[1]. Des trois centres olfactifs (temporal, orbitaire et calleux), celui qui occupe la partie antérieure de la circonvolution de l'hippocampe est, chez l'homme, le plus certain; on voit que ses fibres de projection n'affectent aucun rapport avec la capsule interne.

Quant aux observations de lésion capsulaire avec anosmie, elles sont très rares, la plupart insuffisantes au point de vue clinique et anatomique, et d'ailleurs contradictoires entre elles, tandis que plusieurs auteurs ont décrit l'anosmie croisée. Collet[2] publia une observation dans laquelle la lésion de la capsule interne s'accompagne d'hémianesthésie avec hémianopsie et surdité hétéromères et d'anosmie homomère.

Voie gustative. Si l'on a quelques données d'ailleurs expérimentales sur le centre gustatif, on ne connaît à peu près rien de certain sur le trajet des fibres qui y aboutissent ni sur leurs relations avec les ganglions de la base.

Pour Bechterew le centre de la gustation serait voisin de celui de l'olfaction, et situé dans la région du *gyrus uncinatus.* D'après des expériences, encore inédites,

[1] *Soc. de Biol.*, séance du 19 juin 1897.

[2] Société française de laryngologie, otologie et rhinologie mai 1898. D'après Bechterew, l'anosmie a pu se produire dans ce cas par compression de la corne d'Ammon du côté de la lésion.

faites dans le laboratoire de cet auteur, on pourrait distinguer, dans l'étendue de ce centre cortical, plusieurs territoires dont chacun serait en rapport avec une catégorie spéciale de saveurs. Quant aux rapports de la voie gustative avec la capsule interne, le fait qu'elle aboutit à la cinquième temporale ne lui permettrait guère d'autres connexions que des relations de voisinage avec la base de la capsule interne. Le glosso-pharyngien et le trijumeau, nerfs sensoriels du goût, envoient comme les autres nerfs sensitifs des collatérales, ou peut-être des fibres mères au ruban de Reil principal. Ces fibres vont probablement se terminer dans la couche optique, comme le fait l'ensemble des éléments du ruban, mais en tous cas on ne connaît rien sur leur trajet ultérieur. »

CHAPITRE III

LOCALISATION DU CARREFOUR SENSITIF
OBSERVATION D'HÉMIANESTHÉSIE
AVEC LÉSION LIMITÉE A LA COUCHE OPTIQUE

Nous avons vu dans le chapitre précédent que la question de la localisation du carrefour sensitif était encore en discussion, les uns continuant à admettre l'opinion de Charcot, les autres, MM. Déjerine et Long en particulier, cherchant à établir que la région dont la lésion produit le plus sûrement l'hémianesthésie serait au contraire le thalamus. On manquait jusqu'à maintenant d'une observation absolument démonstrative, les altérations de la base du cerveau étant la plupart du temps très complexes. L'observation qui suit nous semble combler cette lacune et apporter une confirmation éclatante à la seconde de ces deux opinions.

OBSERVATION

(Due à l'obligeance de M. le Dr Mollard)[1].

M... Sylvestre, âgé de soixante et un ans, tisseur, entre dans

[1] Cette observation a été présentée à la Société nationale de médecine de Lyon, dans la Séance du 7 mai 1900 et publiée dans le *Lyon médical* du 27 mai 1900. J. Mollard, *sur un Cas d'hémianesthésie organique par lésion localisée à la couche optique.*

mon service de l'hôpital de la Croix-Rousse, salle Saint-Irénée, n° 30, le 22 février 1900.

Antécédents paternels et maternels mal connus.

Une sœur morte d'un ictus apoplectique.

Antécédents personnels; bonne santé antérieure, sauf, à diverses reprises, des affections pulmonaires aiguës de peu de gravité. Pas d'alcoolisme. Un enfant né avant terme, un autre mort à cinq ans de maladie inconnue. Depuis quelques années, le malade est porteur d'une ulcération cancroïdale qui a entaillé profondément la lèvre supérieure dans sa moitié droite. Les ganglions lymphatiques voisins ne sont pas tuméfiés. Dans son adolescence, le malade a eu un phlegmon du membre inférieur gauche.

Maladie actuelle. — Le 19 février dernier, le malade a été pris brusquement, vers 11 heures du soir, de vertiges. Il a crié et prononcé quelques paroles incohérentes, et presque aussitôt a perdu connaissance. Une heure après, environ, il est revenu à lui et s'est aperçu qu'il ne pouvait pas mouvoir ses membres du côté droit. Depuis lors, la motilité est revenue à peu près complètement dans les membres primitivement paralysés.

En effet, à son arrivée à l'hôpital, le malade ne ressemble nullement à un hémiplégique vulgaire. Il meut spontanément ses membres du côté droit, et exécute sans difficulté avec eux les mouvements qui lui sont commandés.

Il existe cependant une certaine diminution de la force musculaire, mais cette diminution n'est pas très accusée, ainsi qu'on peut s'en assurer en faisant serrer sa main par celle du patient, ou en le faisant résister à la flexion ou à l'extension de ses membres.

La face n'est pas sensiblement déviée. La langue est légèrement déviée à droite, mais a conservé toute sa mobilité. Aucun embarras de la parole, Aucun signe d'aphasie.

Les réflexes tendineux sont nuls des deux côtés. Les réflexes crémastériens sont abolis. Le réflexe plantaire persiste des deux côtés. Le réflexe conjonctival et le réflexe cornéen n'existent pas à droite.

En opposition avec le peu d'intensité des troubles moteurs, il existe des troubles considérables de la sensibilité. La sensibilité à la douleur, au contact et à la température, est abolie ou extrêmement diminuée dans toute la moitié droite du corps, aussi bien sur la muqueuse que sur la peau.

Cette anesthésie est la cause de certains troubles du mouvement qui paraissent contradictoires avec ce que nous venons de dire de l'absence de paralysie vraie.

Ainsi il peut très bien saisir avec la main droite un objet, mais il lui est impossible de le garder longtemps dans la main, car il ne le sent pas. De même le malade a les plus grandes difficultés pour se tenir debout et pour marcher, car il ne sent pas le sol, et il a vraisemblablement perdu le sens musculaire.

Il existe aussi des troubles du côté des organes des sens. L'état de la vision est d'une appréciation très difficile. On constate, en effet, sur le centre de la cornée droite, un leucome qui depuis longtemps a déterminé un affaiblissement de la vue du côté droit. Mais, cette réserve faite, il ne semble y avoir ni amblyopie provoquée par la maladie actuelle, ni rétrécissement du champ visuel. Il n'y a certainement pas d'hémianopsie, ni de dyschromatopsie.

L'odorat est très diminué au niveau de la narine droite. Le malade ne perçoit pas l'odeur de l'éther, de l'eau de Cologne, du salicylate de méthyle. Il réagit à peine en respirant de l'acide acétique dont il ne reconnait du reste pas l'odeur. A gauche mêmes constatations, sauf une réaction vive à l'acide acétique. Donc anosmie bilatérale. La sensibilité générale de la muqueuse nasale est abolie à droite, conservée à gauche.

La différence de réaction à l'acide acétique entre la narine droite et la narine gauche est probablement en rapport avec la disparition à droite et la conservation à gauche de cette sensibilité générale.

Du côté de l'ouïe, il existe une diminution bilatérale. Mais le malade dit qu'il était un peu sourd avant sa maladie actuelle. Il entend une montre à 2 centimètres à gauche et au contact à droite.

Le goût est aboli des deux côtés. La sensibilité générale de la langue est conservée à gauche et considérablement diminuée à droite.

Il y a lieu de tenir compte, en ce qui concerne les troubles sensoriels, de ce fait que le malade est d'une intelligence très obtuse, et qu'il est souvent très difficile d'obtenir de lui des réponses précises.

Pas de troubles des sphincters.

Pas d'albuminurie.

Poumons. — Emphysème avec quelques râles de bronchite.

Cœur normal.

Quelques jours après son entrée, le malade est opéré sans anesthésie de son cancroïde de la lèvre supérieure. Il ne souffre pas.

28 février. — On constate dans une petite zone, à la face externe de l'avant-bras, un léger degré de sensibilité au contact.

1er mars. — Un peu de sensibilité à la piqûre dans la région du genou. A plusieurs reprises on a appliqué un aimant sur le côté atteint sans obtenir la moindre modification dans la sensibilité.

6 avril. — Depuis quelque temps le malade a eu à diverses reprises de la rétention d'urine, due à une hypertrophie prostatique, et qui a nécessité le cathétérisme Il présente actuellement des signes d'infection urinaire : langue sèche, rôtie; urines troubles, brunâtres, très albumineuses; douleur très vive à la pression au niveau des deux reins.

Rien d'anormal du côté du cœur et des poumons. Pas d'œdèmes. Subdélire.

12 avril. — *Mort.*

13 avril. — *Autopsie*,

Poumons. — Emphysémateux. Léger épanchement dans les deux plèvres, sans inflammation pleurale.

Cœur. — 380 grammes. Surcharge adipeuse. Un peu de péricardite sèche. Myocarde mou, friable, feuille morte. Un

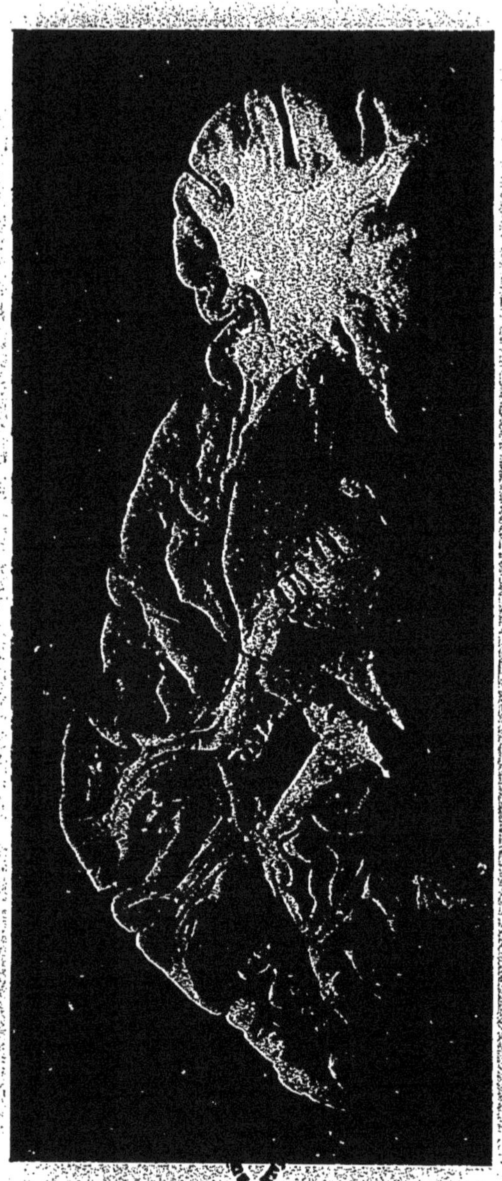

Planche I. — Représentant la lésion de la couche optique vue sur une coupe de Flechsig (Hémisphère gauche. Segment inférieur de la coupe). (Le petit trait qui traverse la capsule interne est un trait de section artificiel.)

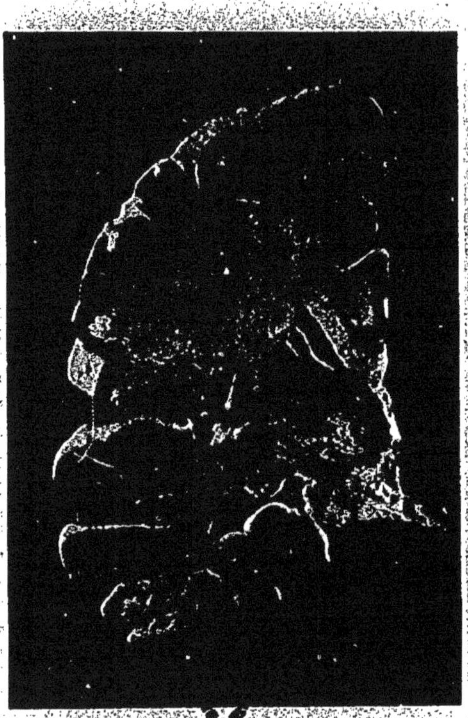

PLANCHE II. — La même lésion vue sur une coupe vertico-transversale passant vers la partie postérieure de la couche optique. (Les hâchures que l'on aperçoit dans la capsule interne ont été produite par la section horizontale.)

peu d'athérome de l'aorte. Épaississement scléreux du bord libre de la mitrale et de la partie supérieure des piliers.

Foie. — Volumineux.

Rate. — Très molle.

Reins. — 280 et 400 grammes. Pyélonéphrite suppurée très accusée.

Vessie à colonnes. Prostate hypertrophiée et siège d'un abcès.

Cerveau. — Athérome léger des artères. L'hémisphère droit est sain.

Dans l'hémisphère gauche, on ne trouve pas d'autres lésions qu'une petite lacune située dans le segment externe du noyau lenticulaire et un foyer hémorragique dans la couche optique.

Ce foyer, de coloration rouge brun, présente sur la coupe de Flechsig des dimensions de 14 millimètres dans son plus grand diamètre, qui est dirigé de dehors en dedans et d'arrière en avant, et de 3 millimètres dans le plus petit diamètre perpendiculaire au précédent. Relativement aux diamètres vertical et antéro-postérieur de la couche optique, la lésion occupe à peu près le centre de noyau, et, presque exclusivement, sa moitié externe.

Sur une coupe vertico-transversale (pl. II) passant par la partie moyenne de la couche optique, la lésion occupe encore le centre du noyau. Elle empiète un peu sur la partie inférieure et externe; elle est surtout accusée à la partie inférieure et va en décroissant du côté de la partie supéro-externe de la couche optique. Ici encore la capsule interne paraît absolument intacte et il en est de même de l'isthme, de la protubérance, du cervelet et du bulbe rachidien.

L'examen histologique n'a pas été pratiqué.

Quand on examine attentivement les observations anatomo-pathologiques de Déjerine, de Long et des auteurs qui les ont précédés, on n'en trouve aucune qui puisse fournir un argument irréfutable contre l'ancienne théorie capsulaire.

En effet, toutes les lésions observées atteignaient plusieurs centres à la fois, et dans les troubles de la sensibilité qu'avaient présentés les malades, il est difficile de déterminer la part qui revenait à chacun de ces centres. En même temps que la couche optique, étaient intéressés le noyau lenticulaire, la capsule interne ou la couronne rayonnante. Nous ne voyons guère que les expériences de Le Monaco, Sellier et Verger, qui aient pu jusque-là donner des arguments positifs aux partisans de l'arrêt complet du faisceau sensitif dans la partie inféro-externe du thalamus.

Le cas que nous présentons ici comble une lacune. Il nous paraît avoir une grande importance à cause de sa précision, que l'expérimentation n'a jamais pu réaliser.

En effet, le malade dont nous venons de rapporter l'observation, avait présenté une anesthésie totale et complète du côté droit du corps. Cette hémianesthésie, survenue à la suite d'un ictus apoplectique, était d'abord accompagnée d'hémiplégie, puis avait persisté après la disparition de cette dernière. C'était cliniquement un cas type d'hémianesthésie d'origine cérébrale, et l'on devait s'attendre à trouver à l'autopsie une lésion du cerveau gauche, siégeant dans la région capsulo-thalamique.

Or, si l'on veut bien se reporter aux deux planches reproduisant la photographie de la lésion prise sur une coupe de Flechsig (pl. I) et sur une coupe vertico-transversale (pl. II) passant par la partie postérieure de la couche optique, on pourra constater facilement que la lésion est entièrement comprise dans la couche optique. D'une façon précise, elle atteint le centre du thalamus et surtout la partie postérieure, inférieure et externe, la région de la couche grillagée, *mais sans dépasser ni même atteindre nulle part la limite de la couche optique*.

La capsule interne, en particulier, paraît absolument intacte, et on ne constate aucune autre lésion.

Nous somme donc en présence de ce fait positif : une lésion limitée à la partie postéro-externe et inférieure du thalamus, ayant interrompu complètement la voie sensitive. Pour que toutes les fibres sensitives aient pu être atteintes, il faut que le faisceau sensitif entier passe par le thalamus. Il faut qu'il n'y ait pas de fibres directes passant du pédoncule cérébral dans la capsule interne, et, par la couronne rayonnante, gagnant directement l'écorce cérébrale. Car, chez notre malade, ces fibres eussent été respectées et auraient assuré la persistance d'une partie de la sensibilité.

Nous ne pensons pas qu'on puisse admettre ici que la fonction conductrice des fibres capsulaires a été supprimée par la compression de la capsule interne, car le foyer hémorragique était de petite dimension, la capsule était protégée par une légère couche intacte du thalamus située entre elle et la lésion, et l'anesthésie existait encore longtemps après le début de la maladie, alors que le caillot, déjà partiellement résorbé, n'exerçait plus de compression autour de lui. Les phénomènes de compression ont sans doute existé au début, puisque à ce moment-là le malade a eu un ictus et que, d'autre part, il a présenté une hémiplégie ; mais la paralysie a été transitoire, n'a pas duré plus de deux jours, et vraisemblablement, à partir de ce moment, les seuls symptômes en rapport direct avec la lésion ont persisté.

Faut-il admettre qu'il ait pu se produire une infiltration sanguine de voisinage dans les fibres capsulaires et que, de ce fait, leur fonction conductrice ait pu être supprimée ? Nous ne le croyons pas, d'abord parce que la lésion était tout entière enfermée dans le thalamus et séparée de la capsule, nous l'avons déjà dit, par une couche intacte de ce noyau ; en second lieu, parce que la capsule interne, dans toute son étendue, présentait un aspect absolument normal et qu'il était impossible à l'examen le plus attentif de saisir la moindre différence de coloration entre sa partie postérieure et sa partie antérieure.

Nous reconnaissons pourtant que notre observation aurait une valeur probante plus grande si cette intégrité de la capsule interne, qui est notre conviction, avait pu être constatée par l'examen histologique de ses fibres.

Telle qu'elle est, nous croyons néanmoins qu'elle constitue un argument sérieux en faveur de la théorie qui admet l'interruption complète du faisceau sensitif dans la partie inféro externe de la couche optique.

Cette région serait donc le vrai carrefour sensitif, le point, par excellence, dont la destruction déterminerait l'anesthésie de la moitié opposée du corps. Mais ce n'est pas le seul centre possible de l'hémianesthésie. L'étude du trajet du faisceau sensitif après sa sortie de la couche optique montre, en effet, que toutes ses fibres se retrouvent réunies, mais sur une plus vaste surface, en deux points. D'abord dans la partie supérieure de la capsule interne. En effet, les fibres du ruban de Reil s'étant arrêtées dans le thalamus, la voie sensitive est reconstituée par de nouvelles fibres qui sortent vers la partie supérieure de la couche grillagée du thalamus pour entrer dans la partie supérieure de la capsule interne, et constituer, sous le nom de fibres thalamo-corticales, l'ancien faisceau sensitif que l'on croyait direct.

A leur sortie de la capsule interne, les fibres sensitives s'épanouissent en éventail, formant ce qu'on appelle la couronne rayonnante de Reil et, finalement, remontant toujours en haut, vont se perdre dans l'écorce cérébrale au niveau des circonvolutions rolandiques.

Mais dans cette dernière partie de leur trajet, c'est-à-dire depuis la couche optique jusqu'à l'écorce grise, ces fibres, au lieu de rester agglomérées en faisceau compact, s'étalent sur une surface de plus en plus grande, s'isolent de plus en plus les unes des autres, leurs intervalles sont comblés par des fibres étrangères et, lorsqu'elles atteignent les circonvolutions rolandiques, elles sont mêlées d'une façon inextricable aux fibres motrices. Leur lésion, en un point quelconque de ce parcours, ne pourra donc plus produire l'hémianesthésie en tant que phénomène isolé, mais une nsemble de symptômes en rapport avec la nature des fibres qui seront nécessairement atteintes en même temps que les fibres sensitives.

Nous reviendrons, du reste, sur cette question, dans notre dernier chapitre, en faisant l'étude clinique des diverses variétés d'hémianesthésie organique.

CHAPITRE IV

ÉTUDE CLINIQUE DE L'HÉMIANESTHÉSIE ORGANIQUE

De l'étude que nous avons faite du faisceau sensitif découle le corollaire suivant : Pour que le syndrome hémianesthésie prenne naissance en clinique, il faut et il suffit que ce faisceau sensitif soit lésé sur un point quelconque de son trajet, à partir du moment où se trouvent réunies toutes les fibres de la sensibilité générale provenant d'une moitié du corps.

Aux fibres de la sensibilité générale se joignent, dans le ruban de Reil, certaines fibres de la sensibilité spéciale : ouïe et goût. Les autres voies sensorielles : odorat et vue ne contractent pas de rapports immédiats avec le faisceau sensitif proprement dit. Tout au plus s'en rapprochent-elles plus ou moins dans la région de la couche optique ; encore ceci n'est-il vrai, ou tout au moins démontré, que pour les voies optiques.

De plus, pendant son long trajet, depuis son origine aux noyaux de Goll et de Burdach, jusqu'à sa terminaison dans l'écorce cérébrale, le faisceau sensitif a successivement des relations de contiguïté avec des parties bien différentes du système nerveux central. Il est extrêmement rare qu'une lésion soit rigoureusement limitée au domaine de la sensibilité générale. La plupart du temps elle intéresse simultanément d'autres territoires adjacents à fonctions différentes. De là la superposition au syndrome hémianesthésie d'autres troubles d'ordre sensoriel ou moteur, qui peuvent permettre d'établir une localisation précise de la lésion. Enfin le faisceau sensitif, condensé en un ruban étroit dans son trajet bulbo-optique, présente une tout autre disposition dans sa partie thalamo-corticale. Là il s'épanouit, ses fibres divergent dans tous les sens en prenant part à la formation de la couronne rayonnante de Reil. Il en résulte qu'entre la couche optique et l'écorce cérébrale, l'hémianesthésie ne peut être produite que par une lésion beaucoup plus étendue que celle qui est nécessaire pour déterminer le même syndrome lorsqu'elle siège dans le ruban de Reil proprement dit ou à sa terminaison dans la couche optique.

Ces considérations donnent la clé des différences symptomatiques entre les diverses variétés d'hémianesthésie qui peuvent être distinguées d'après le siège de la lésion causale. La question, ainsi clairement posée, est cependant encore loin d'être élucidée d'une façon complète. En ce qui concerne les troubles sensoriels surtout, bien des lacunes restent à combler. Et c'est bien plutôt pour exposer des desiderata que pour émettre des idées nouvelles, que nous nous proposons de décrire, dans une vue d'ensemble, les principaux types d'hémianesthésie et leur diagnostic différentiel.

En adoptant la terminologie actuellement employée dans la description anatomique de l'encéphale, nous décrirons trois espèces d'hémianesthésies organiques:

1° Hémianesthésie mésocéphalique ou par lésion de la protubérance ou des pédoncules cérébraux;

2° Hémianesthésie diencéphalique, par lésion de la couche optique (ancienne hémianesthésie capsulaire).

3° Hémianesthésie télencéphalique, ou par lésion du cerveau terminal (écorce et couronne rayonnante).

Enfin l'hémianesthésie, dans son ensemble, doit être distinguée de :

4° L'hémianesthésie des hystériques.

§ 1. Hémianesthésie mésocéphalique.

La description de cette forme est simple dans les auteurs classiques. Quelques-uns la passent entièrement sous silence; les autres se contentent de dire qu'elle est tout à fait semblable à l'hémianesthésie capsulaire, sauf une seule différence : dans l'hémianesthésie mésocéphalique, les sens dits inférieurs (ouïe et goût) sont seuls intéressés, tandis que dans les lésions de la capsule, l'hémianesthésie sensorielle est complète.

Les choses sont, en réalité, beaucoup plus complexes. Déjà, en 1877, Couty[1] a consacré un travail important à la forme d'hémianesthésie que nous étudions ici. Il a montré qu'en effet, l'odorat et la vue étaient toujours intacts, et que le goût et l'audition n'étaient pas touchés d'une façon constante; que d'autre part cette hémianesthésie s'accompagnait presque toujours, fait que la théorie permettait de prévoir, d'hémiplégie. Il pensait

[1] Couty. Hemi anesthéni mesocephalique. (*Gaz. Hebd.*, 1877).

que la lésion siégeait dans ces cas dans les faisceaux externes de la protubérance et du pédoncule cérébral. Dans un autre travail[1], paru en 1878, le même auteur décrivait l'hémianesthésie alterne. Il montrait comment une lésion siégeant dans les parties inférieures de la protubérance pouvait intéresser simultanément les fibres sensitives correspondant au tronc et aux membres du côté opposé, et les origines du trijumeau, c'est-à-dire les fibres sensitives correspondant à la face du même côté.

Plus récemment, M. le professeur Raymond a consacré plusieurs leçons à l'hémianesthésie alterne. Dans les observations qu'il rapporte, la lésion siégeait aussi dans la protubérance.

Ainsi, ce qui parait carctériser essentiellement l'hémianesthésie mésocéphalique, c'est la forme alterne ou, dans d'autres cas, la superposition à une hémianesthésie totale de paralysie également du type alterne, portant, suivant le siège de la lésion, soit sur le facial, soit sur les nerfs moteurs oculaires du même côté que la lésion et sur les membres du côté opposé.

Un phénomène qui a été relevé dans un certain nombre des observations citées par M. Raymond et qui a été noté également par M. Mollard dans une observation personnelle, malheureusement non suivie d'autopsie, c'est la dissociation de la sensibilité du type dit syringomyélique. Ce phénomène n'a du reste reçu jusqu'à maintenant aucune interprétation satisfaisante et nous nous contentons de le signaler en passant.

[1] Couty, Sur quelques troubles sensitifs d'origine mésocéphalique (*Gaz. hebdom.* 1878).

Il semblerait, d'après les notions anatomiques que nous possédons sur le ruban de Reil, que toute lésion protubérantielle déterminant l'hémianesthésie de la sensibilité générale devrait provoquer en même temps des troubles de l'audition et de la gustation. Or, nous l'avons déjà dit, Couty avait indiqué que ces troubles étaient inconstants. Dans les nombreuses observations rapportées par M. Raymond[1] il n'est pas question de troubles du goût ni de l'ouïe, soit que ces troubles fussent absents, soit qu'ils n'aient pas été recherchés.

Cette lacune devra être comblée, si possible, par des observations ultérieures. Nous savons, du reste, que la physiologie du ruban de Reil est beaucoup moins connue que son anatomie : « Aucun fait anatomique, physiologique ou pathologique, dit Long, ne permet actuellement d'en faire la voie unique de transmission de la sensibilité générale dans l'isthme de l'encéphale et la base du cerveau », et son rôle, au point de vue de la transmission des sensations gustatives et auditives, est encore bien plus obscur que son rôle dans la transmission de la sensibilité générale.

Reconnaissons du reste, en terminant, que la présence ou l'absence de troubles sensoriels dans telle ou telle variété d'hémianesthésie n'a qu'une importance médiocre au point de vue du diagnostic, tant qu'on n'aura pas déterminé d'une façon très précise les voies intra-cérébrales des diverses sensibilités spéciales.

[1] Raymond, *Cliniques des maladies du syst. nerveux*. 2me série, p. 625. Sur un cas d'hémianesthésie alterne... etc.

§ 2. Hémianesthésie diencéphalique (capsulaire).

Celle-ci constitue à proprement parler le type de l'hémianesthésie ; c'est l'hémianesthésie sensitivo-sensorielle, dans laquelle, a-t-on dit pendant longtemps, tous les sens sont intéressés. Il n'y avait qu'une tache dans la clarté du tableau symptomatique, tache que nombre de maîtres éminents s'efforcèrent, mais en vain, de faire disparaître ou tout au moins d'expliquer. Tandis que l'anatomie enseignait que sur tout son parcours à partir de sa décussation et jusque dans ses radiations intra-cérébrales, chaque nerf optique répondait aux moitiés homologues des deux rétines et que, par conséquent, une lésion portant sur les voies optiques en un point quelconque ne pouvait produire que de l'hémianopsie, la clinique, avec Charcot et toute son école, enseignait qu'une lésion intéressant un point déterminé de la capsule interne provoquait de l'amblyopie. Une lésion des bandelettes optiques ou d'une région connue du lobe occipital déterminaient au contraire, conformément à la théorie, de l'hémianopsie. De là les schémas célèbres de Charcot, Grasset, etc. destinés à expliquer cette contradiction entre l'anatomie et la clinique.

Malgré tout, l'existence de l'amblyopie dans l'hémianesthésie capsulaire est restée admise sans contestation jusqu'à ces derniers temps, et comme le même fait se présentait dans l'hémianesthésie observée chez les hystériques, on en a conclu qu'il n'existait pas de différence importante entre l'hémianesthésie organique et celle des hystériques. L'existence simultanée d'anesthésie olfactive, auditive et gustative dans ces divers cas ne faisait non plus de doute pour personne :

Il y a peu d'années, M. le professeur Pitres[1], étudiant les localisations fonctionnelles des anesthésies hystériques les plaçait dans les masses de substance grise échelonnées le long du faisceau sensitif, dans la protubérance et les pédoncules cérébraux. A ce propos, il ne considérait pas comme démontré que les hémianesthésies qui succèdent parfois aux lésions capsulaires soient sous la dépendance immédiate des altérations matérielles auxquelles on est tout d'abord tenté de les rattacher.

Il donnait comme raison de cette opinion le fait que les anesthésies symptomatiques de lésions cérébrales, seraient mobiles et pourraient se déplacer ou disparaître brusquement sous l'influence des agents esthésiogènes. Malheureusement il n'a cité à l'appui de cette assertion que des observations sans autopsie, observations sans valeur par conséquent. Il reconnaît lui-même qu'il y a là une lacune importante à combler, cela ne l'a pas empêché de conclure que l'hémianesthésie symptomatique ne serait autre chose qu'une hémianesthésie hystéro-traumatique. Un autre argument tiré d'un fait de Vulpian : hémianesthésie gauche chez un homme de quarante-cinq ans consécutivement à un ictus apoplectique, mort subite six mois après, absence de lésion appréciable des centres nerveux, n'a pas plus

[1] Pitres : *Leçons cliniques sur l'hystérie et l'hypnostime*, t. I, p. 173, 1891.

de valeur que le premier, car il s'agit d'un fait purement négatif. « La conclusion de tout ceci, dit en terminant M. Pitres, c'est que les anesthésies dites capsulaires sont en réalité des anesthésies basilaires, tout comme les anesthésies hystériques, dont elles ne se séparent par aucun caractère important. »

Si nous insistons sur l'opinion que professait, il y a quelques années, M. Pitres, c'est qu'elle montre bien l'idée qui régnait à cette époque, et qu'elle nous donne en même temps la clé de l'erreur qui a été admise pendant si longtemps.

Si l'on a cru que l'hémianesthésie organique pouvait ressembler totalement à l'hémianesthésie hystérique, c'est que, pour les descriptions cliniques, on a choisi comme type des hystériques et que l'on a admis *a priori*, avant le contrôle de l'autopsie, que ces malades étaient atteints d'une lésion de la capsule interne. Une lésion de la région capsulaire peut, sans doute, s'accompagner de troubles de la vision ; encore faut-il que les voies optiques soient touchées en un point quelconque et, en pareil cas, le symptôme clinique qui apparaîtra ne pourra pas être l'amblyopie, mais seulement l'hémianopsie. Aucune observation ne démontre le contraire. Quant aux troubles du côté des autres sens, il résulte aussi bien, évidemment, de ce que l'on sait à l'heure actuelle sur les diverses voies sensorielles, qu'une lésion limitée à la capsule interne ne peut pas les produire. Il en est de même vraisemblablement des lésions de la couche optique. Il faut donc rayer de la symptomatologie de l'hémianesthésie dite capsulaire, l'hémianesthésie sensorielle, et dire simplement que les troubles sensoriels ne peuvent exister qu'autant que la lésion productrice de l'hémianesthésie intéresse en tout ou en partie les voies sensorielles centrales, et ceci suppose une lésion étendue, dépassant de beaucoup les limites étroites de la couche optique et de la capsule interne. Les troubles sensoriels qui doivent s'observer avec le plus de fréquence sont ceux de la vision, puisqu'une partie de la couche optique, le pulvinar, constitue un des lieux de terminaison de la bandelette optique en même temps qu'un des points d'origine des radiations optiques. Remarquons, enfin, que les voies sensorielles centrales ne sont encore que très imparfaitement connues dans leurs détails, qu'au point de vue clinique, les troubles des sensibilités spéciales accompagnant l'hémianesthésie sont à étudier entièrement d'après des observations nouvelles, et l'on comprendra pourquoi nous nous abstenons de conclusions rigoureuses à ce sujet.

Cependant, nous pouvons dire au moins que notre observation personnelle concorde exactement avec les notions anatomiques au point de vue particulier des voies optiques. Avec une hémianesthésie totale, presque absolue, de la sensibilité générale, les troubles de la vision faisaient défaut. Et il ne pouvait pas en être autrement, puisque les bandelettes optiques, les corps genouillés, les tubercules quadrijumeaux, le pulvinar enfin, avec les radiations optiques, ne participaient en rien à la lésion.

Il nous sera facile maintenant de faire le diagnostic différentiel entre l'hémianesthésie diencéphalique ou capsulaire et l'hémianesthésie hystérique. Ce que nous disons ici vaudra du reste pour le diagnostic entre cette dernière et les autres variétés d'hémianesthésie organique. Quant au diagnostic de ces différentes variétés entre elles, il ressort de la description même et il est inutile d'insister davantage. C'est surtout par les symptômes moteurs qui accompagnent l'hémianesthésie que l'on peut arriver, dans les cas obscurs, à établir le siège de la lésion.

DIAGNOSTIC DIFFÉRENTIEL ENTRE L'HÉMIANESTHÉSIE ORGANIQUE ET L'HÉMIANESTHÉSIE HYSTÉRIQUE.

Nous allons montrer, en nous appuyant sur l'observation qui fait l'objet de ce travail, comment des différences très notables existent entre l'hémianesthésie fonctionnelle et l'hémianesthésie par lésion.

Tout d'abord, au point de vue des troubles sensoriels, le contraste est frappant.

D'un côté l'abolition ou une diminution importante mais rigoureusement dimidiée de toutes les sensibilités spéciales, même à l'encontre des conditions anatomiques, puisque c'est l'amblyopie qui s'observe, alors que tout ce que l'on sait sur le trajet optique, depuis la décussation du nerf jusqu'à l'écorce occipitale, indique que l'hémianopsie seule peut être le fait d'une lésion unilatérale. De l'autre, l'absence de troubles de la vision : ni amblyopie, ni dyschromatopsie, ni achromatopsie. Dans notre cas l'hémiopie, qui seule aurait pu se produire, manque à cause de l'intégrité des voies optiques. Au point de vue des autres sens, au lieu d'une hémianesthésie sensorielle, un affaiblissement bilatéral, lequel vraisemblablement ne relève pas tant de la lésion cérébrale que d'altérations des organes des sens eux-mêmes et qui préexistaient à l'ictus et à l'apparition de l'hémianesthésie. Nous en sommes certain, au moins en ce qui concerne l'ouïe, car le malade déclare lui-même qu'il était un peu sourd avant sa maladie actuelle.

Il était porteur aussi d'un ancien leucome de la cornée droite, mais on a pu constater d'une façon précise que sa vue ne s'était nullement affaiblie à la suite de son attaque et qu'il pouvait encore, d'une façon parfaite, distinguer les couleurs. Peut-être enfin, mais ici nous ne pouvons émettre qu'une présomption, était-il atteint aussi de troubles anciens de l'odorat ? Nous reconnaissons que l'examen a été incomplet à ce sujet. M. Long a eu le mérite d'attirer l'attention sur ces causes d'erreur dans l'appréciation des troubles sensoriels chez les hémianesthésiques, individus le plus souvent âgés, athéromateux et parfois albuminuriques ou diabétiques. L'observation que nous rapportons confirme l'importance de cette remarque de la façon la plus absolue. Ajoutons que notre malade était atteint d'un affaiblissement notable des facultés intellectuelles, et l'on comprendra de reste l'énorme difficulté qu'il y avait à juger d'une façon rigoureusement exacte, chez lui, l'état des organes des sens. Mais on voit néanmoins combien les symptômes observés chez lui étaient radicalement différents de ceux présentés par les hystériques.

Un autre caractère différentiel capital réside dans la conscience qu'ont les organiques de la perte de leur sensibilité. Notre sujet, qui n'était pas à proprement parler paralysé, se rendait parfaitement compte que ses mouvements étaient gênés, et il déclarait lui-même que cette gêne provenait de ce qu'il ne sentait pas les objets extérieurs. Combien différent est l'état des hystériques ! Ils peuvent avoir des anesthésies absolues, sans s'en douter ; presque toujours, peut-être même toujours, l'anesthésie chez eux doit être recherchée systématiquement par le médecin. Elle ne trouble en rien le fonctionnement de leurs membres, même dans les actes les plus délicats. C'est que dans l'hémianesthésie hystérique, il n'y a point de solution de continuité sur le trajet des fibres sensitives. La désarticulation des neurones, invoquée pour l'expliquer, n'est pas démontrée. La sensation est transmise jusqu'aux centres récepteurs ; elle ne va pas jusqu'à la conscience, mais elle détermine cependant des réflexes comme chez les individus normaux. Chez les hémianesthésiques organiques, au contraire, le fil conducteur est rompu en un point, les sensations ne sont plus transmises aux centres, elles ne déterminent plus d'actes réflexes. Les hystériques n'ont qu'un rétrécissement du champ de la conscience, mais le mécanisme est intact chez eux ; chez les organiques, il y a destruction ou rupture d'un rouage important.

Nous avons déjà protesté contre l'assimilation faite entre les deux hémianesthésies sous prétexte que toutes deux étaient mobiles, variables, susceptibles de se déplacer sous l'influence des agents esthésiogènes. Chez notre malade, l'action des agents esthésiogènes fut absolument nulle ; de plus, l'hémianesthésie fut absolument fixe pendant les deux mois que le malade fut soumis à l'observation. Le seul fait qu'il y ait lieu de noter, c'est que la sensibilité semblait revenir très lentement et progressivement dans les parties anesthésiées, mais deux mois après le début de l'affection, il n'existait encore que deux zones étroites de sensibilité cutanée, sur le genou et sur l'avant-bras droits. Le caractère de l'atténuation progressive de l'anesthésie, indiqué également par M. Long se retrouve donc à un faible degré dans notre observation.

Tels sont les caractères différentiels majeurs qui nous ont permis et qui, vraisemblablement, permettront désormais à tout clinicien de faire sans hésitation le diagnostic entre l'hémianesthésie organique et l'hémianesthésie hystérique.

§ 3. Hémianesthésie télencéphalique.

Il est de notion banale que les troubles de la sensibilité font défaut ou sont extrêmement peu accusés dans les hémiplégies d'origine cérébrale par lésion de l'écorce ou du centre ovale.

D'autre part, il n'existe pas, à notre connaissance, d'hémianesthésie proprement dite et pure, c'est-à-dire indépendante d'une hémiplégie par lésion des mêmes régions. On peut donner de ces faits plusieurs explications qui sont du reste connues, et que nous nous contenterons de rappeler sans insister.

En premier lieu, l'épanouissement même du faisceau sensitif dans la couronne rayonnante fait qu'une hémianesthésie totale ne saurait être produite que par une lésion très étendue. Or, une telle lésion est rarement compatible avec la vie,

Ce que l'on observe plus communément dans les lésions du cerveau terminal, ce sont des troubles légers de la sensibilité superposés aux troubles moteurs. Rappelons à ce sujet que c'est un des maîtres de l'école lyonnaise, M. le professeur Tripier[1], qui a établi ce fait à la fois d'après la clinique et d'après l'expérimentation. Depuis lors, il a été admis par les physiologistes que les centres de la sensibilité générale étaient superposés aux centres moteurs, et qu'en somme les zones dites motrices du cerveau étaient en réalité des zones sensitivo-motrices. Mais, répétons-le, les troubles de la sensibilité observés en pareil cas, sont très légers et n'ont rien de comparable à ceux qui se voient dans l'hémianesthésie proprement dite. Comment donc expliquer, si les centres moteurs sont en réalité sensitivo-moteurs, cette discordance entre l'intensité des troubles de la sensibilité et ceux de la motilité? M. Brissaud[2] a émis à ce sujet une hypothèse des plus ingénieuses, qui, croyons-nous, n'a pas encore été confirmée par l'anatomie ni par l'expérimentation, mais qui n'en mérite pas moins d'être prise en considération. Il a supposé que les fibres de la sensibilité générale, une fois sorties de la capsule interne, subissaient une décussation comparable à celle du nerf optique : Les unes

[1] R. Tripier, Recherches clin. et experim. sur l'anesthésie produite par les lésions des circonvolutions cérébrales *(Revue mensuelle de médecine et de chirurgie*, 1880).

[2] Brissaud, *Leçons sur les maladies nerveuses*, Salpêtrière, 1893-1894, p. 553.

iraient du côté de l'hémisphère homologue, se terminer au niveau des centres moteurs correspondants, les autres passant par le corps calleux se rendraient à l'hémisphère cérébral du côté opposé. La sensibilité générale aurait ainsi une représentation corticale bilatérale, et voilà pourquoi, dans les lésions peu profondes d'un hémisphère cérébral, les anesthésies feraient défaut ou seraient très peu accusées. Pour qu'une lésion unilatérale déterminât une véritable anesthésie, il faudrait qu'elle pénétrât assez profondément dans la substance blanche pour couper les fibres qui, par le corps calleux, gagnent l'écorce cérébrale du côté opposé. Et, de fait, M. Brissaud rapporte un certain nombre d'observations qui confirment son hypothèse.

Mais il convient de remarquer que les observations les plus nettes ne sont pas à proprement parler des cas d'hémianesthésie, mais, si l'on peut ainsi s'exprimer, des cas de monoanesthésie accompagnant des monoplégies.

Ainsi donc, à mesure que l'on s'éloigne du carrefour sensitif, on voit les troubles de la sensibilité se circonscrire de plus en plus, de même que dans le domaine de la motilité, les paralysies deviennent d'autant plus partielles qu'elles sont déterminées par des lésions plus rapprochées de l'écorce.

En résumé: Absence d'hémianesthésie pure, coexistence constante de l'anesthésie et de la paralysie, faible intensité de l'anesthésie, fréquence des anesthésies partielles ou monoanesthésies, tels sont les caractères des troubles provoqués dans le domaine de la sensibilité générale par les lésions du télencéphale.

On peut aussi admettre cette idée, bien que nous n'ayons pas en ce moment même sous nos yeux des documents qui la confirment, que c'est dans les lésions de cet ordre que l'on doit observer avec le plus de netteté les troubles sensoriels, troubles naturellement contingents, essentiellement liés à la localisation de la lésion en tel ou tel territoire cortical, et toutes réserves faites au sujet de l'imperfection de nos connaissances actuelles sur la représentation corticale de quelques-uns de ces sens.

En terminant ce travail, et avant d'exposer nos conclusions, nous tenons à déclarer que nous n'avons pas la prétention de trancher définitivement un débat.

Une opinion quelconque, dans une question aussi délicate, ne peut être réglée par un cas unique. Aussi, notre ambition est moins grande; elle se borne à vouloir ajouter un document à ceux déjà nombreux que renfermait le dossier de la question.

Nous serions heureux qu'on voulût bien reconnaître que les hasards de la clinique nous ont mis en présence d'un de ces faits rares auxquels leur à-propos et leur précision donnent une valeur exceptionnelle.

CONCLUSIONS

I. On peut observer en clinique une hémianesthésie de la sensibilité générale due à une lésion limitée à la couche optique, avec intégrité de la capsule interne.

II. Le carrefour sensitif ne doit plus être localisé dans le tiers postérieur du segment postérieur de la capsule, mais dans la partie inféro-externe de la couche optique.

III. La nature organique de cette variété d'hémianesthésie peut être diagnostiquée avec certitude. Le diagnostic entre elle et l'hémianesthésie hystérique est facile.

IV. En particulier, les troubles sensoriels sont tout-à-fait différents dans les deux cas. Toutefois, la pathogénie des troubles sensoriels dans l'hémianesthésie organique n'est pas encore entièrement élucidée et demande à être étudiée à l'aide de nouvelles observations cliniques.

TABLE

Lyon. — Imp. A. REY, 4, rue Gentil. — 24184.

www.ingramcontent.com/pod-product-compliance
Ingram Content Group UK Ltd.
Pitfield, Milton Keynes, MK11 3LW, UK
UKHW021145230726
13926UKWH00002B/938